LES
DÉMENCES PRÉCOCES

PAR

LE Dʳ CHARPENTIER

MÉDECIN DE L'HOSPICE DE BICÊTRE

COMMUNICATION LUE AU PREMIER CONGRÈS DES ALIÉNISTES FRANÇAIS

Session de Rouen, 7 août 1890

PARIS

IMPRIMERIE F. LEVÉ

17, RUE CASSETTE, 17

1890

LES

DÉMENCES PRÉCOCES

PAR

LE D⁰ CHARPENTIER

MÉDECIN DE L'HOSPICE DE BICÊTRE

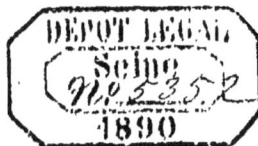

COMMUNICATION LUE AU PREMIER CONGRÈS DES ALIÉNISTES FRANÇAIS

Session de Rouen, 7 août 1890

PARIS

IMPRIMERIE F. LEVÉ

17, RUE CASSETTE, 17

1890

LES

DÉMENCES PRÉCOCES

COMMUNICATION LUE AU PREMIER CONGRÈS DES ALIÉNISTES FRANÇAIS

Session de Rouen, 7 août 1890

Nous n'avons pas trouvé dans les auteurs de définition
de la démence précoce; ce trouble mental n'a fait jusqu'à
présent l'objet d'aucun travail d'ensemble. Les observations de démence précoce sont assez nombreuses, mais
arides à dépouiller, d'autant que le titre de ces observations n'indique nullement la précocité. Ces démences ont
été étudiées, au point de vue de l'épilepsie, par Falret,
Legrand du Saulle et Delasiauve; d'autres à propos de la
folie morale par Trélat et les auteurs précédents; les tra-
vaux de M. Magnan et de ses élèves, ceux de M. Morel sur
les folies héréditaires et des dégénérés, ont très bien décrit
certaines formes de ces démences, ainsi que ceux de M. le
professeur Ball sur l'hébéphémie, et de M. Mairet sur les
folies de la puberté; mais chacun de ces savants s'est borné
à étudier la démence précoce à son point de vue particulier
et aucun n'a fait de travail général à ce sujet.

Nous proposons, à titre provisoire, la définition sui-
·ante :

Trouble mental chronique et incurable survenant sur
des sujets jeunes (avant trente ans), normalement et ré-
gulièrement développés, n'ayant pas présenté de maladies

graves autres que celle qui a accompagné ou précédé la démence.

Cet état mental, comme toutes les démences, est caractérisé par l'affaiblissement ou l'anéantissement général ou partiel, rapide ou lent des facultés intellectuelles, des sentiments, des affections, parfois aussi des mouvements et de la sensibilité.

L'incurabilité étant pour nous un signe caractéristique de la démence, nous éliminons logiquement de notre cadre tous les cas relatifs à la curabilité de la démence. La précocité nous fait exclure aussi les démences de l'âge mûr, et, à plus forte raison, les démences séniles. Notre définition nous permet aussi d'éliminer les états morbides que Foville avait décrits sous le nom de démence apparente, de même la mélancolie avec stupeur de M. Baillarger, bien que celle-ci puisse conduire à la démence précoce, la démence aiguë de Hoke Tuke, la torpeur cérébrale de M. le professeur Ball et les commotions que Lasègue désignait sous le nom pittoresque de traumatisme moral; mais nous faisons rentrer dans notre cadre les cas signalés par M. le docteur Bourneville, chez de jeunes adolescents à évolution régulière avant le développement de la démence. Dans des cas analogues, le caractère enfantin de la démence peut être facilement confondu par la famille avec la persistance prolongée du caractère enfantin normal du malade, ne pas éveiller son attention et fausser les renseignements auprès du médecin appelé plus tard à constater l'état mental de pareils déments. Encore faut-il distinguer, parmi eux, l'arrêt de développement intellectuel qui peut se faire à tout âge de la croissance, d'avec l'évolution rétrograde démentielle, ce qui ne peut être confirmé que par l'observation prolongée de ces sujets avant et après l'apparition de la démence. De tels états, observés même avant la puberté, constituent un premier groupe sur lequel nous n'insistons pas : *démence précoce simple des enfants normaux.*

Le second groupe est formé par les déments précoces épileptiques. Vous avez tous, Messieurs, présentes à l'esprit les descriptions si vives de M. Falret; nous serons donc bref à ce sujet.

Dans la démence précoce de nature épileptique, les vertiges et les attaques deviennent moins fréquents et même disparaissent; c'est en tenant compte de ce fait que nous rechercherons toujours les cicatrices chez les jeunes déments, lorsque les renseignements nient l'épilepsie; on a écrit que la démence arrivait d'autant plus vite chez les épileptiques que leur état mental était inférieur, nous avons vu beaucoup d'imbéciles être épileptiques, sans que la démence soit apparue; il est plus juste de dire que la démence chez les épileptiques est d'autant plus précoce que chaque attaque convulsive ou vertige amène une déchéance mentale plus prononcée; si, en outre, le sujet s'adonne à l'alcool, à la masturbation, s'il se tuberculise, s'il est porteur de syphilis non traitée. L'épileptique acariâtre, persécuté, persécuteur, résiste à la démence précoce. Nous avons observé des cas de démence précoce, survenus chez des sujets acquittés après crime commis, et placés dans notre service en raison d'épilepsie; la démence n'était survenue qu'après l'accomplissement du crime et nous n'avons jamais été témoin, sur ces sujets, d'épilepsie convulsive, ni vertigineuse.

Notre troisième groupe est constitué par la démence précoce syphilitique.

Nous ne la trouvons pas signalée dans le riche travail de M. le professeur Fournier sur la syphilis cérébrale. Nous ne parlons pas, bien entendu, des cas assez nombreux de guérison des fausses démences dues à cette étiologie et dont nous avons publié une observation. D'ailleurs, les cas de guérison des fausses démences par l'iodure de potassium, pas plus que des cas de paralysie générale par le même médicament, ne prouvent la nature syphilitique de ces fausses démences ou de ces paralysies, car ces mêmes formes morbides guérissent parfois avec le même médicament quand elles se rencontrent, même sans syphilis, sur des sujets alcooliques ou arthritiques. Nous n'avons parfois observé aucun caractère spécial à la démence syphilitique; cependant c'est chez ces sujets comme aussi à la suite de blennorrhagies, que nous avons souvent trouvé l'absence de stupeur; mais en revanche, l'incohérence la plus absolue. Autant qu'il nous paraît, cette démence surviendrait parfois promptement après le début de la syphilis et surtout de la blennorrhagie. Nous avons aussi constaté cette démence chez des fils de pères syphilitiques avérés, longtemps traités et guéris; mais ces déments précoces ne présentaient aucun signe de syphilis héréditaire.

M. Fournier signale bien la dépression intellectuelle avec incohérence comme une forme de démence syphilitique, mais il n'indique pas sa précocité et parle de sa curabilité, tout en rapportant un cas de non-guérison.

Le quatrième groupe est constitué par la démence précoce alcoolique, qui est admise par tous; elle peut succéder à tout alcoolisme cérébral aigu, delirium tremens, manie ou excitation maniaque alcoolique survenant au déclin de ces maladies et parfois quelques semaines après leur guérison apparente. Elle peut apparaître brusquement après une série d'ivresses répétées souvent et à peu d'intervalle; nous l'avons vue survenir chez des jeunes adultes qui, après des excès alcooliques prolongés, avaient cessé de s'y livrer depuis quelques mois.

Son début peut être brusque ou ressembler fort au début de la paralysie générale, parfois elle simule des accès d'ivresse, pour ainsi dire subintrants; le malade dans ces cas, est considéré comme ne cessant pas de s'enivrer, alors qu'il est pourtant établi qu'il a renoncé à ses habitudes; facile à reconnaître, si l'on est renseigné sur les débuts, elle cesse à sa période d'état d'avoir une physionomie propre et peut consister en phénomènes d'excitation, de dépression, de stupeur, et plus souvent par l'alternance et la mobilité de ces phénomènes. Le plus ordinairement la déchéance mentale est rapide; elle est plus lente mais néanmoins irrémédiable dans les démences calmes avec incohérence. La démence précoce alcoolique est celle qui ordinairement a la marche la plus rapide. Son intensité et sa rapidité plus grandes nous ont paru plus marquées chez les buveurs de liqueurs. D'autres facteurs : hérédité, misère, paresse, vices, en forment l'escorte habituelle.

Le cinquième groupe comprend les démences précoces

liées à la puberté, ce qui ne veut pas dire que toutes les folies de la puberté, toutes les hébéphrénies soient des démences précoces, ni que toutes les démences précoces qui se développent à l'époque de la puberté reconnaissent toujours celle-ci comme cause. Nous y rattachons certains cas rares de folie du doute, de manie de contradiction, de monomanie querelleuse aboutissant rapidement, à cette époque, à la démence précoce avec tuberculisation assez rapide, en l'espace de quatre ou cinq ans. Disons de suite que ces formes de folies raisonnantes ne se sont montrées que chez des sujets ayant manifesté antérieurement un développement intellectuel marqué; leur mémoire avait été très vive, non moins que leur imagination, les notions acquises nombreuses, mais l'évolution intellectuelle s'était arrêtée et avait rétrogradé au moment où le jugement allait entrer en fonction pour coordonner les connaissances acquises et s'en servir dans l'expérience de la vie sociale.

On conçoit très bien que, si des illusions des sens occasionnent des erreurs de l'esprit, les sensations génésiques, par leur nouveauté, par leur instantanéité et par l'inaccoutumance, puissent entraîner chez certains sujets des erreurs intellectuelles et causer des troubles irrémédiables dans la construction et l'arrangement des matériaux de l'édifice cérébral.

Un sixième groupe est représenté par certains héréditaires et certains dégénérés, chez lesquels l'intervention des autres facteurs est trop peu manifeste pour lui attacher une importance autre que celle d'occasionnelle.

Ce groupe existe malgré l'abus fait de cette hérédité et de cette dégénérescence pour expliquer tout ce qui, en aliénation mentale, reste inexplicable.

Septième groupe. La démence précoce se rencontre aussi, mais très rarement, chez quelques fous moraux, sans intervention alcoolique, ni épileptique; toutefois, nous n'avons pas d'expérience personnelle à cet égard. Chose triste à dire, les vices de caractère peuvent conduire à tout, mais bien rarement à la démence précoce; il est vrai que les imbéciles aussi deviennent rarement frappés par cette démence.

Huitième groupe. Dans tous les services d'aliénés, on rencontre quelques sujets appartenant à ce huitième groupe : ils sont désignés sous le nom de maniaques ou de mélancoliques chroniques, parce que des manifestations maniaques ou mélancoliques ont préludé au début de la démence précoce, mais comme ces mêmes manifestations réapparaissent de temps à autre, ils conservent leur première étiquette ou sont désignés sous le nom simple de déments, le long temps qu'ils ont séjourné à l'hospice ayant fait oublier le début prématuré de la démence.

Nous signalerons ici la déchéance mentale précoce et rapide particulière à certains délires mystiques, compatibles avec une longue survie et chez laquelle au début de la démence il est souvent fort difficile de savoir si l'on est en présence d'une démence confirmée ou d'une stupeur hallucinatoire longtemps prolongée.

On rencontre aussi quelques persécutés plus ou moins systématisés, alcooliques ou non, souvent paraphasiques ou à langage particulier par ses néologismes, et qui arrivent promptement à une démence incurable, chronique. Sans nier d'une façon absolue l'influence héréditaire ou de dégénérescence, il est des cas où nous n'avons pu trouver aucun facteur étiologique ; il est très important de tenir compte de ces cas négatifs pour limiter, d'une façon vraie, l'influence de la dégénérescence de l'hérédité.

Neuvième groupe. Souvent aussi nous n'avons rencontré que l'anémie, la misère, la paresse, le surmenage physique ou intellectuel comme seul facteur étiologique de certaines démences précoces que nous rapprochons de notre neuvième groupe, admis par presque tous les aliénistes, celui des démences précoces consécutives aux maladies aiguës ou infectieuses, telles que fièvre typhoïde, érysipèle, états puerpéraux. Il en existe quelques cas dans chaque service d'aliénation, remarquables par la prédominance de la forme mélancolique ; ces déments vivent parfois longtemps, contrairement à l'opinion de Marcé qui, croyant à leur guérison, ne faisait pas de ces malades de vrais déments ; il considérait cette démence apathique comme ordinairement curable.

On a été jusqu'à invoquer l'hérédité de faiblesse de l'organe cérébral pour expliquer les démences précoces dans ces conditions. C'est encore, à notre avis, un exemple de l'abus fait, dans ces derniers temps, de la notion d'hérédité. Cette notion, ainsi conçue, ressemble trop à la conception du péché originel pour expliquer tout le mal sur terre. De telles notions, excellentes en matière religieuse, ne devraient pas être aussi facilement acceptées en matière médicale.

Dixième groupe. La paralysie générale précoce qui paraît augmenter de fréquence est remarquable par la précocité de sa démence, à un point tel que nous serions tenté de dire que toujours la paralysie générale précoce est une démence paralytique d'emblée; en tous cas, nous avons vu la précocité de cette démence être d'autant plus marquée que le sujet frappé était plus jeune; nous ajouterons que rarement nous avons vu un vrai délire des grandeurs coïncider avec cette paralysie générale précoce, dont la forme prédominante est la torpeur.

Onzième groupe. A côté de ces groupes, qu'il nous soit permis d'en faire figurer un dernier qui pour nous renferme le plus de cas curieux et différents les uns des autres, c'est celui où aucune des circonstances précédentes ni aucun autre facteur étiologique connu, pas même les émotions, la peur, l'insolation ni le traumatisme ne peuvent être invoqués; ce groupe comprend des cas rares, mais purs de toute étiologie, à la condition que l'observateur ait pu contrôler les renseignements fournis. Les rares cas de ce genre que nous avons pu observer nous ont montré une circonstance commune : ces sujets étaient nés de parents vieux ou de parents ayant entre eux une grande différence d'âge; ou bien, orphelins de très bonne heure, ils avaient été élevés longtemps par de vieux parents. La vieillesse, si utile pour l'éducation des jeunes enfants, ne pourrait-elle pas devenir pernicieuse par un contact trop prolongé avec l'adolescence ? Dans ce contraste si frappant que le jeune homme rencontre entre le retrait de toutes choses chez ces vieillards avec lesquels il est en relations continuelles et son besoin naturel d'expansion; entre l'esprit déliant des uns

et sa confiance spontanée; entre l'égoïsme sénile et sa gé-
nérosité désintéressée, ne pourrait-il pas surgir des causes
dépressives, capables non seulement de mettre obstacle à
l'exubérance juvénile, mais même de tarir la source de son
activité intellectuelle ?

Nous avons hésité longtemps à ranger de tels malades
parmi les déments; car chez eux la mémoire est encore
partiellement conservée; leur attention mobile peut être
parfois fixée; ils n'ont ni hallucination, ni délire; ils ne
sont ni maniaques, ni mélancoliques; ils lisent ou dessi-
nent si cela leur plaît; ils ne sont pas méchants, ils n'ont pas
d'idées de persécution ni d'autres idées morbides, de sorte
qu'ils ne trouvent pas place dans les autres cadres nosolo-
giques; mais leur état chronique sans rémission, leur indocilité, leur incapacité de subir tout travail imposé, la régularité de leurs habitudes, leur absolue imprévoyance de
l'avenir, la nullité fréquente de leurs réponses nous obligent
à les faire rentrer dans notre cadre. Ce que nous pouvons
affirmer, c'est que ce ne sont pas des imbéciles congéni-
taux, des mélancoliques, des maniaques, des persécutés,
des hypochondriaques, et ils s'éloignent des folies choréiques de M. Mairet.

Nous avons observé trois cas de démence précoce con-
sécutive au diabète disparu lors de la démence; l'un d'eux
avait été traité pour du diabète insipide; le troisième, que
nous avons encore dans notre service, a perdu son père du
diabète. Il est dément depuis l'âge de dix-huit ans, après un
diabète qui a duré trois ans; ce diabète est survenu après
des épistaxis abondantes et fréquentes qui ont disparu lors
du diabète et sont revenues avec la démence; elles nous
servent, par la constance de leur retour, de signe précur-
seur pour annoncer l'invasion d'un nouvel accès d'agitation; l'épistaxis disparaît toujours avant la fin de la crise
d'excitation dont nous pouvons ainsi prévoir la terminaison.

Nous voudrions, Messieurs, pouvoir vous exposer une
symptomatologie faite de caractères positifs, mais comme
toute démence, la démence précoce n'est composée que
de caractères négatifs.

En général, ces sujets sont chétifs, peu musclés; nous

n'avons pas constaté la coïncidence de cette démence et de l'embonpoint, contrairement à certaines démences paralytiques et séniles en état stationnaire, contrairement aussi à ces embonpoints contemporains des rémissions des persécutés, des épileptiques, des alcooliques et même des fous moraux; le thorax est grêle aussi; les appareils circulatoire et respiratoire n'offrent aucun trouble, sauf le refroidissement facile des extrémités; l'attitude de ces malades varie avec la forme maniaque ou mélancolique; leur visage est maigre, pâle, souvent grimaçant, coloré parfois par stase veineuse; les tics palpébraux, faciaux, oculaires, le nystagmus, le frottement continuel des mains l'une contre l'autre ou sur une même partie du corps et de préférence du côté du crâne, au point que les cheveux ne repoussent plus, l'occlusion prolongée des paupières ou des lèvres, les raideurs musculaires partielles et surtout de la nuque sont des troubles moteurs très fréquents chez ces déments; souvent, ils ne veulent pas regarder la personne qui leur parle ou ne peuvent supporter son regard; questionnés, ils répondent en tournant la tête et les yeux d'un même côté; un rire niais ou simulant le dédain accompagne ordinairement leurs réponses; leur voix est faible, basse; leur langage est variable de l'un à l'autre : ce sont des phrases alignées, écho de ce qu'ils ont entendu, qui viennent se juxtaposer sans aucune trace d'association intellectuelle volontaire. Quelques-uns sont même bavards et ont une certaine intonation sérieuse dans leur verbiage, qui pourrait faire croire qu'ils disent quelque chose de sensé, mais il n'en est rien, c'est le type absolu de la démence incohérente; d'autres répètent d'une façon désespérante la même réponse laconique à toutes les questions; certains commencent une phrase, mais ne la finissent pas ou la terminent d'une manière inintelligible, souvent en baissant le ton au point de ne pouvoir plus être entendus; ils répondent à la manière des enfants ou des femmes qui boudent; d'autres ne poussent que des cris ou sont dans un mutisme absolu, se bornant parfois à un même geste uniforme; c'est dans ces cas, que le médecin se demande si le malade est encore en état de mélancolie avec stupeur ou de démence initiale ; en général, ils n'aiment pas qu'on leur parle ; leur faculté d'attention, cette faculté qui exige de l'énergie motrice, est toujours très faible ou nulle ; ce qui explique la mobilité, la paresse ou l'indocilité de ceux qui ne sont pas en état de stupeur. En effet, bien différents des imbéciles, les déments précoces qui peuvent agir, qui peuvent s'occuper si cela leur plaît, sont incapables de tout travail commandé, si court, si futile, si machinal qu'il soit ; certains peuvent s'occuper à lire la même chose, à faire les mêmes dessins, les mêmes chiffres, à passer des heures entières à mettre en poudre quelques objets ; aucun ne peut ou ne veut exécuter un travail demandé ; leur mémoire est souvent nulle, parfois conservée partiellement, la mémoire des lettres et des chiffres surtout ; beaucoup reconnaissent les visages, leurs parents, à en juger par l'accueil peu gracieux qu'ils leur témoignent ; ils vivent isolés et ne jouent jamais ni entre eux, ni avec d'autres malades ; les organes des sens paraissent conservés et nous n'avons pu constater d'hallucination ; les sentiments affectifs pour la famille sont presque toujours des sentiments de répulsion ; parfois ils sympathisent avec tel ou tel serviteur qui peut les apprivoiser, mais sans résultat utile. Beaucoup ressemblent aux imbéciles au point de vue de la régularité des habitudes pour les heures du lever, du coucher, des repas, de la visite ; ils connaissent les habitudes du service comme les animaux domestiques connaissent les habitudes de la maison ; les habitudes vicieuses sont assez fréquentes. Quelques-uns ont une propreté relative, ils sont bien débraillés dans leurs vêtements, mais ceux-ci ne sont ni tachés, ni souillés ; leurs rapports avec le médecin méritent d'être notés, ils le fuient ou ils le recherchent, mais ils le reconnaissent presque tous, sauf à la période du gâtisme ; leur regard, par son expression, témoigne que les paroles du médecin les impressionnent ; il est tout autre à une flatterie, à une réprimande ou à une raillerie, mais jamais ils ne manifestent cette impression par la parole ; tout médecin qui prend la direction d'un nouveau service peut, les premières semaines, croire à son influence heureuse sur de tels malades, en raison des marques d'intérêt qu'il devine sur leur physionomie, mais cette illusion est toujours de courte durée.

De tels malades subissent l'action physiologique des médicaments, mais non l'effet moral ou thérapeutique ; ils réagissent bien contre les causes physiques ; la tuberculose pulmonaire est la maladie la plus fréquente chez eux, surtout chez ceux qui sont immobiles ; les autres vivent longtemps et certains déments précoces deviennent avec l'âge des déments séniles.

Le pronostic découle de la définition et évite tout commentaire ; il en est de même du traitement.

Au point de vue du diagnostic, il y a lieu de classer toutes nos démences précoces en trois groupes cliniques, d'après l'état du langage, de la parole et de la motilité : ceux qui ne veulent ou ne peuvent pas parler ; ceux dont les réponses sont nulles ou monotones ; et ceux chez lesquels domine l'incohérence. Les premiers peuvent être confondus avec les différentes formes de stupeur et s'en distinguent par les signes propres à ces formes de stupeur si bien décrites par les auteurs qui ont traité cette question ; les seconds peuvent être confondus encore avec cette même forme, mais surtout avec l'imbécillité : la connaissance exacte de l'état antérieur de l'intelligence est le meilleur moyen de résoudre cette difficulté ; les troisièmes peuvent être confondus avec certaines folies choréiques, certaines folies curables de la puberté, les autres fausses démences ou démences apparentes, et les mélancolies. Enfin, à propos de ces trois classes, il faut toujours penser à la simulation ; cette simulation doit être plus fréquente pendant la prévention ou après la condamnation que dans nos asiles ; car là, le simulateur a tout intérêt à ne pas simuler longtemps ; le meilleur moyen de diagnostic pour le médecin est de simuler à son tour la croyance à l'état morbide du simulateur. Quand celui-ci est bien convaincu que son médecin le croit fou, il ne tarde pas à guérir, à remercier son sauveur et surtout à lui demander sa sortie. Un autre bon moyen consiste à observer les malades que fréquente le simulateur dans l'asile ; s'il est vrai que les fous se fréquentent, s'attirent et se recherchent, cette proposition

n'en est pas moins vraie pour les vicieux, et notre attention devient plus vive, toutes les fois qu'un sujet que nous
soupçonnons de simulation se met en rapport avec les
vicieux du service ou si, ce qui revient au même, ceux-
ci se mettent en rapport avec lui. Il est prudent au médecin, quand il soupçonne la simulation, de garder ses
soupçons pour lui tout seul et de n'en faire part à personne
de son entourage ; toutes choses égales d'ailleurs, le médecin aliéniste découvrira mieux la simulation si le sujet est
placé dans un service hospitalier que s'il est séquestré dans
un milieu de détention.

On doit se demander, à propos des déments du troisième
groupe clinique, ceux qui parlent et agissent, s'ils ne
représentent pas une forme de folie morale ; mais l'absence
d'antécédents vicieux avant la démence, l'absence de vices
marqués du caractère à la même époque, la douceur de
leur caractère pendant la démence, à part l'irritation contre
la famille, leur impossibilité de subir un travail volontaire,
l'incohérence de la plupart de leurs réponses, et surtout
l'absence de tout souci au point de vue de leur séquestra-
tion et de leur mise en liberté, les distinguent nettement
des vrais fous moraux ; c'est en raison de leur intelligence
antérieure, de leur incohérence et de l'affaiblissement de
leur intelligence, et surtout de leur incurabilité que nous
plaçons de tels sujets parmi les déments précoces.

Il est une question des plus importantes que nous ne
pouvons élucider malgré son vif intérêt. Étant donné un
jeune sujet en apparence de démence, peut-on pronostiquer
la curabilité ou l'incurabilité de son état mental ? Les auteurs restent à peu près muets sur cette question. L'étiologie peut encore servir : l'alcoolisme, le traumatisme, la
masturbation, quand elle est la cause et non l'effet du début
de la maladie, et sa cessation rapide dès l'apparition de la
démence, les émotions pénibles, sauf celles qui résultent de
la crainte fondée de la misère, les traumatismes, les maladies aiguës, l'état dit de dégénérescence sont les conditions
étiologiques dans lesquelles les cas de guérison peuvent se
rencontrer, même lorsque le malade a présenté en apparence tous les signes de la démence ; mais lorsque plusieurs

de ces facteurs sont réunis, le pronostic devient plus grave. Le mode de début peut aussi, dans de certaines limites, servir d'indice; la rapidité d'apparition des symptômes de démence nous cause moins d'appréhension qu'un début lent, insidieux et souvent inaperçu; l'incohérence du langage, jointe à l'absence de stupeur ou d'agitation grande, augmente nos craintes, surtout si nous ne constatons aucun trouble circulatoire ou respiratoire; c'est au contraire chez les femmes hystériques que nous hésitons le plus à prononcer l'incurabilité.

Nous avons vu trop souvent de tels troubles mentaux guérir dans ces conditions, pour ne pas mettre en doute les cas signalés de démence précoce hystérique; nous avons bien observé des démences chroniques survenues chez des hystériques, même à début précoce, mais toujours nous avons trouvé chez ces sujets des facteurs bien autrement importants que l'hystérie pour expliquer ces formes de démence; c'est surtout chez les hystériques et ensuite chez les dégénérés et les alcooliques que l'on rencontre le plus souvent les démences curables, c'est-à-dire les fausses démences; c'est donc chez de tels sujets qu'il faut être le plus réservé avant de prononcer le mot incurabilité.

Quant au diagnostic différentiel des démences précoces entre elles, il faudrait, pour pouvoir être sûrement établi, que chaque groupe étiologique eût sa physionomie caractéristique, ce qui n'est pas fréquent; de plus, une démence précoce reconnait souvent plusieurs facteurs étiologiques; les seuls éléments de diagnostic dont nous pouvons disposer sont fournis par l'anamnèse des antécédents personnels et de famille, et par l'examen complet du jeune dément.

Nous n'avons guère fait d'autopsie de démence précoce, notre service n'est pas favorisé à cet égard, composé qu'il est spécialement de malades visités par leurs familles, qui s'intéressent à ce que l'autopsie ne puisse être pratiquée. Nous n'en avons pratiqué qu'une seule, qui, à titre de curiosité, mérite d'être rapportée; il s'agissait d'un dément de vingt-sept ans, à la suite de rares attaques épileptiques; il avait bénéficié d'une ordonnance de non-lieu pour outrages aux mœurs; à l'autopsie nous avons constaté une athéromasie de toutes les artères et artérioles de l'encéphale et limitée à la circulation cranienne; l'athéromasie commençait juste au niveau de l'entrée des carotides et des vertébrales dans les trous craniens. Rien dans le reste de l'appareil circulatoire, sauf une plaque d'athérome à l'origine de la crosse de l'aorte.

Messieurs, malgré les lacunes de notre travail, nous avons pensé qu'il y avait lieu de vous le communiquer en raison de l'âge jeune des sujets frappés, de l'incurabilité, de la longue durée de leur maladie, et surtout du petit nombre d'observations touchant la manière de végéter de ces malades.

Nous avons espéré, Messieurs, solliciter l'évocation de vos souvenirs à propos de pareils malades et surtout de leurs particularités individuelles. Tel a été le but de notre communication dont nous vous prions de vouloir bien excuser les développements.

PARIS. — IMPRIMERIE F. LEVÉ, 17, RUE CASSETTE.

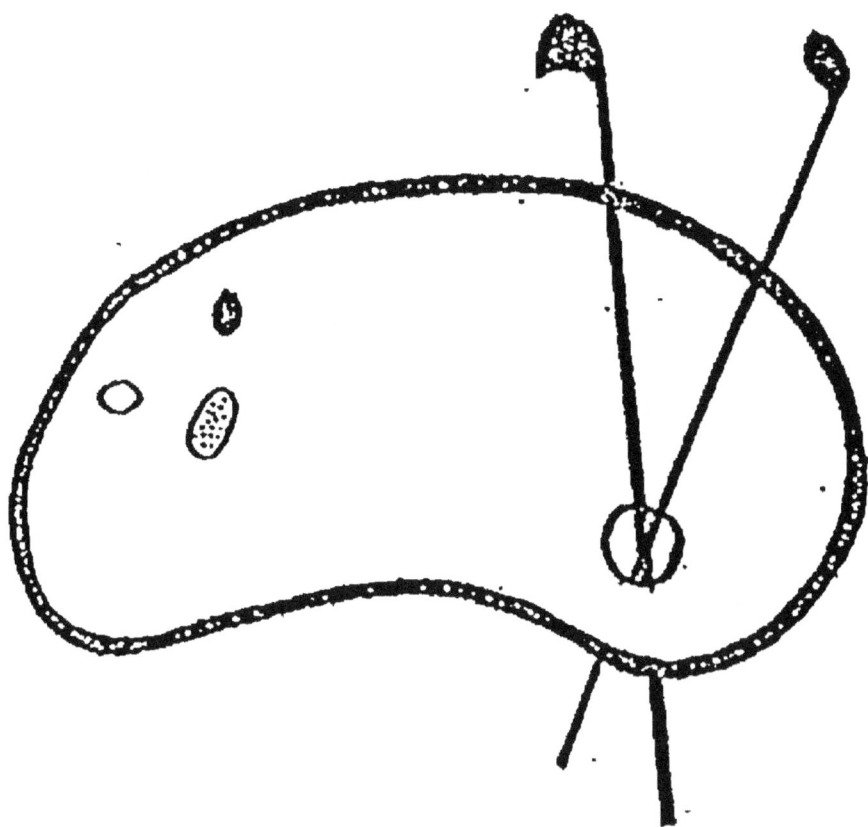

ORIGINAL EN COULEUR
NF Z 43-120-8